Dr Gabriel GARNAUD

DÉCHIRURES SOUS-CUTANÉES

directes et traumatiques

DES

Vaisseaux Fémoraux et Poplités

SANS AUTRE LÉSION

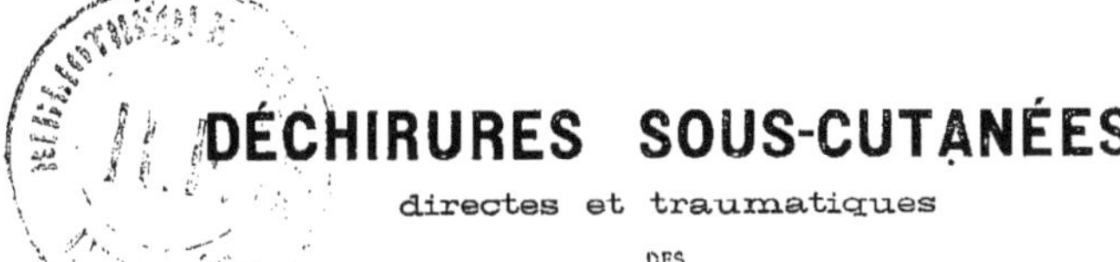

DÉCHIRURES SOUS-CUTANÉES

directes et traumatiques

DES

Vaisseaux Fémoraux et Poplités

SANS AUTRE LÉSION

DÉCHIRURES SOUS-CUTANÉES

directes et traumatiques

DES

Vaisseaux Fémoraux et Poplités

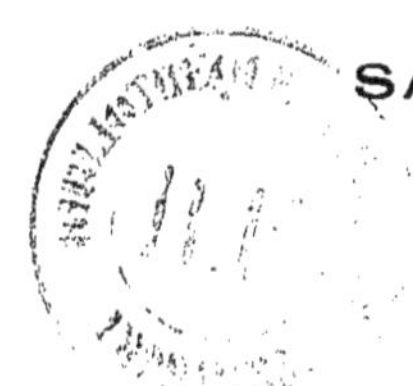

SANS AUTRE LÉSION

PAR LE

Dr Gabriel GARNAUD

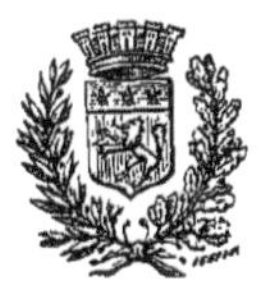

LYON

IMPRIMERIE MOUGIN-RUSAND, WALTENER & Cie SUCCESSEURS

3, rue Stella, 3

1890

A LA MÉMOIRE VÉNÉRÉE DE MON PÈRE

A MA MÈRE

MEIS

A Mon Président de Thèse

MONSIEUR LE PROFESSEUR PONCET

Chevalier de la Légion d'honneur,
Professeur de Clinique chirurgicale, Membre correspondant
de l'Académie de Médecine.

A MONSIEUR LE PROFESSEUR DOYON

Agrégé de Physiologie.

A ceux qui, par leur science et l'intérêt qu'ils nous ont porté pendant nos années d'études, ont contribué le plus à notre instruction médicale, nous sommes heureux d'exprimer ici nos sentiments de réelle gratitude : ce sont principalement :

Monsieur le Professeur Poncet, dont nous sommes heureux et fier d'avoir été l'élève assidu. Nous savons apprécier l'honneur qu'il nous a fait en acceptant la présidence de notre Thèse.

Monsieur le Professeur agrégé Bérard, Monsieur le Chef de Clinique Delore, qui nous ont choisi le sujet de ce travail ; nous voudrions que nos efforts aient répondu à leurs espérances.

C'est aussi Monsieur le Professeur agrégé de Physiologie Doyon, sa bienveillance a toujours été grande pour nous, et toujours avec amabilité il nous accueillit dans son laboratoire.

Vis-à-vis de nos chefs militaires nous avons encore des dettes de profonde reconnaissance, surtout envers Monsieur le Médecin Principal de 1re classe, Pierrot, et Monsieur le Médecin-Major Patte, car nous ne pouvons oublier les soins dévoués et éclairés qu'en plusieurs circonstances ils nous prodiguèrent.

Nous sommes beaucoup redevable à Monsieur le Médecin-Major Marcus, il fut pour nous un guide précieux au début de nos études à Paris, nous encourageant dans notre travail, nous facilitant souvent les difficultés par ses conseils judicieux.

Merci encore à Messieurs les Médecins-Majors Rioblanc et Niclot, ils nous ont honoré de leurs sympathies, et se sont intéressés à nous.

Du fond de notre cœur, nous assurons nos amis de notre dévouement.

Gabriel GARNAUD.

PRÉFACE

Les vaisseaux fémoraux et poplités, par leur situation anatomique, par leur superficialité, sont sans contredit des organes souvent atteints dans les grands traumatismes. Parfois même en dehors de toute fracture des extrémités osseuses du fémur ou du tibia, en dehors de toute lésion des articulations fémora-tibiale, ou coxo-fémorale, nous rencontrons une plaie soit artérielle, soit veineuse, soit les deux en même temps, dont les conséquences sont graves : elles entraînent généralement la mort du membre inférieur, — la gangrène.

Des auteurs, et non des moindres : Hodgson, en 1819, dans son Traité des maladies des vaisseaux ; Turner, en 1829, dans *Edimbourg medico chirurg. society transaction ;* puis Larrey, Velpeau, Horteloup, se sont occupés des ruptures artérielles se rencontrant principalement dans les cas de fractures, de luxations se produisant au niveau des grandes articulations ; cependant, ils n'ont fait aucun chapitre spécial pour les cas particuliers des traumatismes isolés des gros troncs vasculaires.

Mais, tout récemment, Lejars, en avril 1898, a fait paraître une monographie dans laquelle, comme lui-même le dit : « il ne s'occupe que des cas où le choc a porté directement sur l'artère, en laissant la peau intacte, le squelette et les articulations intactes ». Malgré tout, il lui arrive de citer des faits dans lesquels les os ont été simultanément atteints avec les vaisseaux.

De notre côté, nous avons eu à examiner dans le service de M. le professeur Poncet en septembre 1899, un homme présentant une lésion de la poplitée, le traumatisme ayant complètement respecté l'articulation tibio-fémorale ; les extrémités osseuses qui la constituent, la capsule qui l'enveloppe, les ligaments qui la maintiennent, les muscles qui la protègent.

Nous avons recueilli des observations analogues, se rapportant uniquement aux vaisseaux du membre inférieur ; les ayant réunies en un seul faisceau, nous avons voulu nous rendre compte des causes capables de produire de pareilles lésions, de la nature de ces lésions, du moyen de les diagnostiquer, de leur conséquence au sujet de l'avenir du membre.

CHAPITRE PREMIER

Etiologie. — Pathogénie et Mécanisme.

Quelles sont donc d'une part les causes prédisposantes, d'une autre part les causes efficientes de la rupture directe des vaisseaux fémoraux et poplités.

Mais avant tout, remarquons que les ruptures simultanées des parois artérielles et veineuses sont excessivement rares. Sur nos observations, nous n'avons pu constater que sept cas de ce genre, rapportés par Pozzi, Chavanis, Revington, Kermisson, Weitz, Nicaise et Delore ; et sur sept cas, quatre seulement se rapportent à une rupture complète.

Nous croyons que ce fait est dû à l'état facilement dépressible des parois veineuses. La veine, quoique gonflée de sang, se laisse déprimer sous l'effort de l'agent traumatisant et se soustrait ainsi le plus souvent à l'action du choc.

On a maintes fois écrit que l'homme était plus prédisposé que la femme à la rupture des gros vaisseaux, et même que cette attrition se rencontrait de préférence chez l'adulte. On en a donné comme raison que l'élasticité des artères était plus considérable dans l'enfance que dans l'âge mûr, dans le sexe féminin que dans le sexe masculin.

Devons-nous admettre cette seule explication pour ce qui est des vaisseaux du membre inférieur ?

C'est le genre d'occupations qui prédispose aux genres d'accidents. D'après nos observations, ce sont des canonniers, des manœuvres, des employés de tramways, des charretiers, des tonneliers, qui sont atteints; tous gens de peine, tous se livrant à des travaux auxquels la femme, l'enfant ne sont point soumis. Il y a là une relation, directe il est vrai, de cause à effet, de métiers à traumatisme, si l'on peut dire ainsi.

Cependant, il ne faut pas nier systématiquement le rôle du plus ou moins d'élasticité de la paroi artérielle. Nos artères ont notre âge, avec nous elles vieillissent et perdent insensiblement, mais graduellement, toujours quelque chose de leur souplesse, de leur résistance. D'ailleurs, il est évident que tous nos malades sont à une époque de la vie, de 35 à 50 ans, ou l'athérome commence à se montrer ; il est évident que tous exercent des professions ou l'artério-sclérose fait son apparition de bonne heure, car l'abus de l'alcool chez eux est presque constant ; il est évident encore que les vaisseaux fémoraux et poplités dont nous nous occupons ici sont ceux de l'économie souvent atteints. Des organes se présentant dans pareilles conditions sont « dans un état pathologique » et leurs parois malades se rompront facilement sur une forte pression.

Telle est aussi l'opinion de Cival, de Defrance, de

P. Berger, de Richet. Et. Bimbenet, dans sa thèse de doctorat, dit : « Parmi les changements morbides qui influent d'une façon fâcheuse sur l'élasticité des vaisseaux, nous devons citer comme étant les plus fréquents, la dégénérescence granulo-graisseuse, et l'infiltration calcaire ». Cependant, tout en admettant. comme nous venons de le faire, que l'athérome est une cause favorisante, et d'ailleurs Richet l'a constaté dans un cas (obs. VII), nous allons voir qu'il ne doit jouer qu'un rôle très secondaire.

Sur les 28 faits recueillis, cette lésion n'est jamais mentionnée, en mettant à part, bien entendu, l'observation de Richet ; au contraire, ces mots se répètent souvent : « Pas d'athérome au niveau de la poplitée ou de la fémorale. » Il en est de même chez le malade du service de M. le professeur Poncet, dont l'observation est le point de départ de ce travail.

Herzog, dans son mémoire de 1898, dit bien : « Dans certains cas, il se présente une disposition pathologique, cependant il arrive par accident un grand nombre de déchirures de la tunique profonde d'artères parfaitement saines. Tel est le cas que l'on trouve rapporté dans la clinique de Brunschen. »

Il faut donc le plus souvent incriminer la violence du traumatisme dans l'attrition des parois artérielles, tout au moins pour les cas qui nous concernent ici. Mais il faut que la pression agissant sur le vaisseau soit assez considérable pour arriver à léser l'une quelconque de ses tuniques.

A ce sujet, nous citerons quelques phrases de Follin : « lâchement fixées au milieu de nos tissus et douées d'une remarquable élasticité, les artères échappent le plus souvent à la contusion. Mais lorsqu'un corps contondant les frappe à travers les parties molles, les résultats varient suivant l'intensité du choc. Une contusion légère ne produit rien de fâcheux, mais si la contusion est plus forte, il peut se produire soit un rétrécissement, soit une déchirure de leur surface interne », et même une section totale du vaisseau, ajouterons-nous.

Le malade de Cival est frappé par un affût de canon au niveau du creux poplité ; celui de Lejars, par un tampon de tramway, celui de Trélat est renversé et contusionné par un fût de vin, ceux de Broca, de Picou, de Poland, de X. Delore, subissent l'action pesante d'une roue de charrette, l'un de ces véhicules pesait même 3,000 kilos ; celui de Herzog se trouve pris sous une poutre de 4 mètres de long et lourde de 150 kilos.

En présence de semblables masses, il est maintenant facile de comprendre qu'il n'est nullement besoin aux vaisseaux fémoraux et poplités d'être athéromateux pour se rompre en un point quelconque de leurs tuniques.

Mais avant d'aller plus loin, nous mentionnerons que l'artère poplitée est plus fréquemment atteinte que la fémorale. Sur vingt-sept observations, dix-huit se rapportent à la poplitée. Dans la disposition anatomique de l'artère poplitée, nous trouverons le pourquoi de cette prédilection. L'artère poplitée commence au niveau de l'orifice inférieur du canal du troisième adducteur pour se terminer à l'anneau du muscle soléaire, répond en avant et de haut en bas, à la face postérieure du fémur, et au ligament postérieur de l'articulation du genou.

Elle est éloignée du condyle du fémur par un espace assez considérable rempli de graisse, mais en bas, elle n'est plus séparée des condyles du tibia que par l'épaisseur du ligament postérieur. La veine qui se trouve en dehors et légèrement en arrière lui est intimément liée. Ces vaisseaux donc reposent dans presque toute leur étendue sur un plan rigide. Aussi dans un choc portant à ces différents niveaux, les vaisseaux seront violemment pris entre les plans osseux et le corps contondant, comme dans un étau.

De plus, l'artère poplitée est solidement fixée par ses collatérales, et surtout les jumelles qui la maintiennent comme le feraient des cordages s'attachant à un mât ; elle ne peut donc fuir dans un sens ou dans l'autre, et l'attrition de l'une des tuniques se fera mieux encore, nous semble-t-il, si la jambe est dans l'extension forcée. Cette remarque s'applique principalement aux cas où le malade est dans la station verticale au moment de l'accident. Cette position, l'extension forcée de la jambe, doit être fréquente si nous nous rendons bien compte de ce fait que toutes les fois que l'on reçoit un coup en arrière de l'articulation fémoro-tibiale, nous nous contractons, nous nous raidissons afin de résister le mieux possible à la violence du choc. Alors que se passe-t-il? L'artère tendue et maintenue par ses collatérales, offre une prise considérable à la pression exercée par les agents extérieurs.

En nous rendant compte du mécanisme qui préside à la lésion, nous avons remarqué que la direction dans laquelle agit la pression n'est pas étrangère au mode de déchirure des parois artérielles. Si le choc est perpendiculaire à la lumière du vaisseau, il peut se faire une section nette des trois tuniques, c'est ce qui existe dans l'observation de Cival : « L'artère poplitée est nettement divisée, les deux bouts sont rétractés, éloignés l'un de l'autre. » (Obs. IX).

Au contraire, si les vaisseaux sont soumis à une pression transversale, assez lente, légèrement oblique, ces derniers se laissent aplatir comme le ferait un tube de caoutchouc, les deux parties de la surface endothéliale regardant la lumière du conduit, sont alors fortement appliquées l'une contre l'autre, elles se meurtrissent par pression et frottement réciproque. Ainsi, il peut se produire une simple érosion de l'endothélium, avec fissure de la tunique interne (observ. XXVII). Mais la déchirure peut être plus complète, les tuniques internes, moyennes et même externes seront inégalement dilacérées.

Cependant, ce mécanisme n'est pas absolu. Defrance, dans sa thèse, attribue la lésion à l'élongation : « L'élongation, écrit-il, est manifeste dans notre observation, le tonneau de vin qui roule sur la jambe et la cuisse de notre homme dut certainement agir sur les parties molles de ce membre comme le rouleau sur la pâte qu'il étend en l'aplatissant. »

Pozzi signale encore un cas « dans lequel l'artère maintenue par ses collatérales », se trouve comme étirée, arrachée à proprement parler. Voici un passage de son observation : « La grande anastomotique naissait à un centimètre environ du point où la fémorale était rompue. Il s'ensuit qu'immédiatement au-dessous du point où a agi la violence, l'artère était assez solidement fixée par cette collatérale importante. La distension qu'elle a subie était donc localisée à une très petite portion de sa longueur. Cette portion était énergiquement distendue par la pression oblique de la roue qui chassait devant elle les tissus, un arrachement s'est produit. Mais, tandis qu'un des bouts de l'artère ainsi rompue se rétractait librement dans sa gaine en vertu de son élasticité, l'autre bout, le supérieur, restait fixé contre le fémur par la pression qui le broyait. » (Obs. VIII).

Ayant traité dans ce chapitre d'un seul bloc l'étiologie, la pathogénie et le mécanisme des contusions des vaisseaux du membre inférieur, car ces trois choses sont intimément liées, nous allons maintenant rechercher quels aspects peuvent offrir les vaisseaux après avoir été soumis aux traumatismes.

CHAPITRE II

Anatomie Pathologique.

Sur les vingt-sept observations que nous avons pu recueillir nous trouvons :

a) Dix cas de rupture totale dont six se rapportent aux vaisseaux poplités, et quatre aux vaisseaux fémoraux;

b) Sept cas de rupture de la tunique interne et moyenne, tous se rapportent à l'artère poplitée;

c) Deux cas de rupture de la tunique interne, dont trois se rapportent à l'artère poplitée et un à la fémorale.

Enfin, nous avons huit observations, dont trois pour la fémorale et cinq pour la poplitée dans laquelle il n'est fait aucune mention de la nature des lésions.

Rupture totale. — Les deux bouts sont généralement séparés l'un de l'autre par un intervalle de 2 à 3 centimètres, car les parties sectionnées du vaisseau, en vertu de leur élasticité, ne tardent pas à se rétracter. Cependant, il peut arriver que ces deux extrémités soient, en certains points, réunies l'une à l'autre par des tractus formés par quelques fibres de l'adventice qui résistent encore. Ce fait, mentionné par Poland in Guy's Hospital ressort, 1860, se rencontre aussi chez le malade de

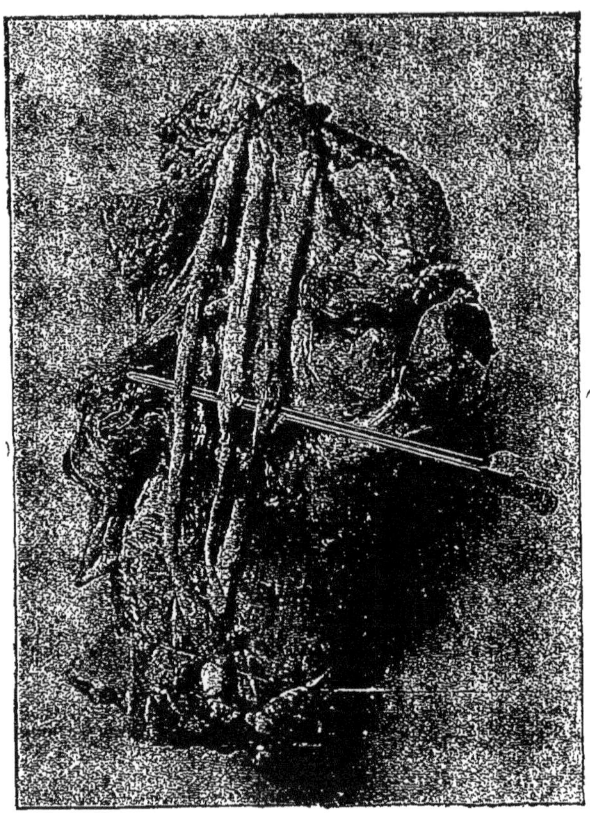

FIGURE I

(Due à l'obligeance de M. le docteur X. DELORE)

M. Delore. « L'artère poplitée exactement au niveau de l'interligne articulaire est écrasée sur une étendue de 3 à 4 centimètres, la tunique externe est contuse, machée, mais il reste cependant une sorte de pont réunissant les deux bouts de l'artère complètement divisée dans ses autres tuniques. » (Obs. XXIII). (Voir fig. 1.)

Souvent encore les deux bouts de l'artère rompue se terminent en un anévrysme diffus, il en était ainsi chez les malades de Kirmisson, de Poland, de Jackmann (Obs. IV, VI, XVII).

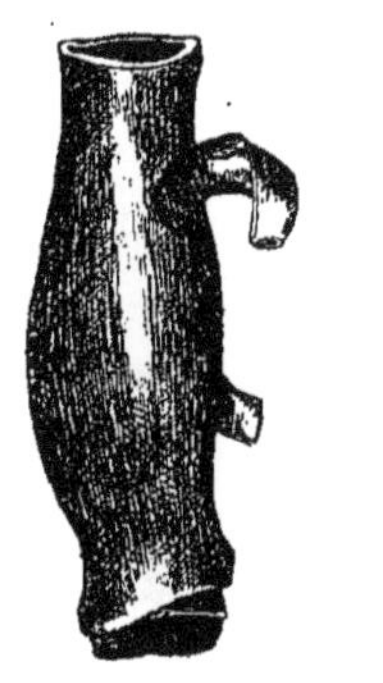

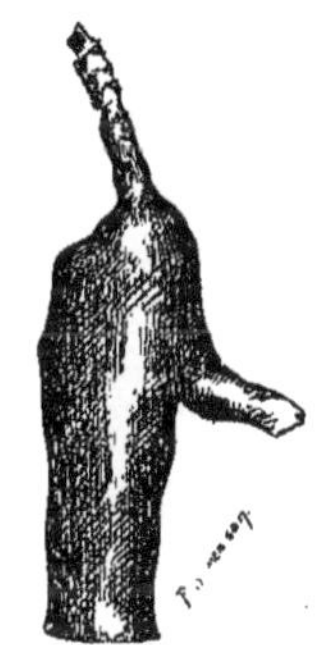

FIGURE II

Pièce de Pozzi,
exposée au Musée Dupuytren

D'ailleurs, les auteurs du Compendium mentionnent le fait. « En certains cas, lorsque la tunique externe a cédé en un point quelconque simultanément avec la tunique interne et moyenne, il peut se produire un anévrysme diffus, mais il faut avouer que la chose n'est pas fréquente. » Les deux bouts du vaisseau comme triturés, machés contribuent à la diminution de son calibre. Ce fait provient de ce que ces ruptures par écrasement sont parfois suivies d'un recroquevillement des tuniques, recroquevillement suffisant pour créer l'oblitération complète.

Les tuniques peuvent encore s'enrouler sur elles-mêmes en forme de vrille. Chez le malade de M. Pozzi, « le bout supérieur de l'artère est terminé en massue, le bout inférieur représente une extrémité pointue très allongée comme celle d'un tube de verre effilé à la lampe ». (Voir fig. II.)

Les cas de section nette, régulière de l'artère doivent être excessivement rares, car, malgré les vingt-sept observations que nous rapportons, nous n'en mentionnons qu'un seul. De ce fait, nous pouvons en trouver l'explication dans la disposition de fibres de la tunique externe. Les faisceaux conjonctifs sont entrecroisés et obliques par rapport à l'axe du vaisseau. Elle est parcourue en tout sens par un riche réseau élastique. Et encore la limitante externe présente deux plans de fibres musculaires, les unes, en allant de dedans en dehors, longitudinales, les autres, circulaires. Cette membrane ainsi comprise a donc une tendance, lorsque ses fibres constitutives auront été rompues, à se rétracter en tous sens et sans ordre.

Rupture des tuniques moyenne et interne. — Là encore nous trouvons à l'état normal des fibres circulaires et longitudinales. Celles-ci libres, après section, parfois se recroquevillent et forment à l'intérieur du vaisseau une sorte de bourrelet obstruant sa lumière (obs. XVI, XXIII).

Mais ce recroquevillement n'est pas la règle unique (obs. XIII); pour se produire, il faut que les tuniques n'aient conservé aucune adhérence entre elles. Si ces adhérences, principalement avec la tunique externe, sont conservées, il y a seulement rétraction légère des deux fragments dont les extrémités paraissent déchiquetées. Chez un malade de Dieterlen « les tuniques ayant été rompues en plusieurs points, en certaines places il existe un écartement de 1 millimètre » et, plus loin, sur la même artère, au niveau d'une seconde déchirure, « les bords de la tunique moyenne sont séparés par un intervalle de 3 millimètres ».

Lorsque les tuniques moyennes et internes ont été contuses, déchirées, et se sont rétractées, quel peut être l'aspect extérieur du vaisseau? « Parfois, l'artère a conservé son aspect normal, rien n'indiquerait à l'œil son état pathologique, mais le plus souvent des globules sanguins se sont infiltrés entre les mailles de ses tissus et lui donnent un aspect noirâtre ecchymotique.

Dans la pièce examinée par Dieterlen, la tunique externe est noire et infiltrée de sang.

Le vaisseau peut encore prendre un aspect moniliforme au point où les tuniques internes se sont rompues. Le fait fut signalé par Cloquet, cependant nous ne l'avons rencontré dans aucune de nos observations.

Dans d'autres cas, il a suffi de glisser le doigt sur la paroi artérielle pour qu'un léger ressaut indique la présence d'une lésion cachée (obs. XV).

Enfin, chez un malade de M. Chandelux, « l'artère poplitée dans une étendue de 2 centimètres environ est comme froissée par les mors d'une pince, la tunique externe a pourtant résisté. » (Obs. XVI).

Rupture isolée de la tunique interne. — Une des lésions les moins fréquentes est celle de la tunique interne. D'après Dieterlen, le plus souvent cette tunique se recroqueville ; et il ajoute : « Nous sommes portés à croire que dans les points où le recroquevillement n'existe pas la tunique interne est tombée tuméfiée. »

Chez notre malade il s'est passé un phénomène intéressant, les tuniques artérielles ont été simplement contusionnées, la tunique interne était probablement rompue, et il s'est produit un petit épanchement entre la tunique moyenne et la tunique externe. La veine présente à la même hauteur une ulcération circulaire (obs. XXVII).

Mais il est des cas où le traumatisme n'a pas été assez puissant pour amener la rupture totale de l'une quelconque des parois du vaisseau, on remarque une simple érosion de l'endartère, et des fibres les plus internes de la tunique interne. Verneuil le premier a insisté sur ces fissures de la tunique interne, et nous croyons que cette manière d'être devait exister chez beaucoup des malades dans les observations desquels on ne note pas la nature de la lésion. D'ailleurs cette lésion est si minime qu'à l'autopsie elle peut passer inaperçue.

Quoi qu'il en soit dans les ruptures complètes ou incomplètes des vaisseaux du membre inférieur c'est toujours la tunique interne et l'endothelium qui les premiers cèdent. Ceci provient de leur extrême friabilité, Et dans nos observations, jamais il n'est mentionné une rupture isolée des tuniques moyenne ou externe, la tunique interne étant demeurée saine. Une expérience prouve notre manière de penser : lorsqu'on pratique la ligature d'un vaisseau c'est toujours la tunique interne qui la première cède sous l'action du fil constricteur.

Nous ne ferons pas l'anatomie pathologique des déchirures de la veine, elles sont en tout semblables à celles des artères. Verneuil regardait les lésions veineuses comme fort rares, nous avons expliqué plus haut pourquoi la veine parfois échappait aux traumatismes. Et nous résumerons la question en disant avec Nicaise. « Les instruments contondants qui agissent sur les veines produisent des altérations dont les degrés varient depuis la simple contusion jusqu'au déchirement, jusqu'à la mortification des parois ; parmi ces lésions les unes occupent toute l'épaisseur des parois veineuses, les autres n'atteignent qu'une partie de cette épaisseur, mais toutes présentent des caractères communs, toutes prédisposent aux complications d'inflammation et de thrombose plus que les plaies par instruments tranchants.» Phlébite et thrombose sont donc les accidents veineux les plus fréquents. A cette règle comme toujours il y a exception ; car chez notre malade la veine quoique érodée ne présente pas de coagulum sanguin.

De l'oblitération et du caillot. — La conséquence de ces ruptures vasculaires artères ou veines est donc l'oblitération du vaisseau. En 1876, Horteloup, à la Société de chirurgie, soutenait que la principale cause de l'oblitération était la périartérite ; d'un autre côté Dupuytren, puis Boyer consacraient des chapitres entiers à l'étude de l'artérite oblitérante comme complications des contusions artérielles. Enfin, sans entrer dans toutes ces considérations qui sont plutôt d'ordre médical, nous dirons avec Lejars : « Tout se réduit dans ces traumatismes artériels à un fait mécanique, la rupture des tuniques, et à un fait physiologique la coagulation du sang sur les débris des tuniques rompues. »

D'une manière générale, en moins de deux heures le caillot est un fait accompli quand il y a rupture totale tout au moins de la tunique interne, mais dans les simples cas de fissures la coagulation du sang à ce niveau se fait plus lentement, et peut même mettre plusieurs jours. Nous mentionnons un cas dans lequel la circularion persista pendant 4 jours. (Observation V). Mais d'après Becquerel, Renault, Simpson les qualités du liquide sanguin sont quelque chose dans sa coagulation. Dans le rhumatisme aigu, dans l'albuminerie chronique, une diminution des globules du sang, une augmentation de sérum, un excès de fibrine, la fièvre, sont des causes non pas évidemment capables de produire d'elles-même des coagulations dans les artères, mais qui les favorisent puissamment, et qui peuvent si un caillot est commencé en agrandir considérablement l'étendue. Et Chavanis nous montre précisément que chez un de ses malades albuminurique le caillot montrait une prolongation insolite et avait, lui semble-t-il, une tendance à s'accroître assez considérablement. Au bout de quelque temps le caillot est fortement adhérent aux aspérités internes du vaisseau. Quant l'étendue du caillot, elle est excessivement variable. Ainsi dans l'observation XIII nous voyons que les artères tibiales postérieures et péronières forment un cordon noirâtre résistant sous le doigt. La coagulation se poursuit dans la poplitée et même la fémorale jusqu'à l'arcade de Fallope. D'ailleurs le coagulum est toujours plus étendu dans les cas de déchirure incomplète de l'artère que dans les cas de dilacération totale. Dans la pièce examinée par M. Delore où l'artère poplitée est écrasée sur une longueur de 3 à 4 centimèrres, les 2 extrémités du vaisseau sont occupées par un caillot d'un centimètre de hauteur environ. Mais parfois il peut se détacher du caillot primitif des parcelles, qui transportées plus loin s'arrêteront en un point du vaisseau et donneront naissance à des caillots secondaires. Chuquet a insisté sur ces sortes d'embolies et Picou a pu constater le fait. « A l'intérieur de l'artère, c'est de la poplitée dont il parle, existent deux points indurés l'un au dessous des articulaires inférieures, l'autre à la bifurcation de l'artère. Ces points correspondent à deux caillots. Le premier répond à une rupture totale de la tunique interne, le second à cheval sur la bifurcation de l'artère poplitée, long de 3 centimètres, adhère à la tunique interne non lésée ». (Obs. XXII).

Un fait assez fréquent se produit encore ; le coagulum s'accroissant constamment a tendance à envahir les collatérales situées en son voisinage et dans l'observation de M. Picou nous voyons que le tronc de jumelles est entièrement thrombosé. Il est vrai, il nous est parfois difficile de dire si se caillot est primitif ou secondaire, c'est-à-dire se trouve sous la dépendance de celui qui oblitère l'artère poplitée, ou est formé grâce à une attrition simultanée de l'artère poplitée et de ses collatérales. Cet arrêt de la circulation aura pour conséquence fatale lagangrène du membre inférieur.

CHAPITRE III

Gangrène.

Une des causes de l'apparition de la gangrène se trouve non seulement dans l'oblitération des gros vaisseaux et de leurs collatéraux, mais encore dans la contusion des capillaires, car ces derniers concourent pour une large part à la circulation dc compensation. Et cette mortification des capillaires nous est suffisamment prouvée par ces vastes ecchymoses superficielles qui envahissent les téguments après les grands traumatismes.

Dans certains cas il peut se faire que la gangrène se soit limitée beaucoup plus bas dans les téguments du membre, que dans les parties molles sous-jacentes, autrement dit la peau saine recouvre les parties mortifiées. Ce fait trouve évidemment sa raison dans le mode de répartition de la circulation artérielle dans le membre en général. En effet, les parties profondes se trouvent nourries par les branches nées des grosses artères immédiatement dans leur voisinage, tandis que les parties superficielles se sont souvent artérialisées par des vaisseaux, naissant à un niveau très éloigné du point où ils viennent s'épuiser. « Ainsi l'on voit les téguments de la partie supérieure du genou partiellement irrigués par une longue artère qui se détache de la circonflexe externe, branche de la fémorale profonde et descend à la face profonde du muscle droit antérieur, parcourant ainsi toute l'étendue de la cuisse. De même, les téguments recouvrant le tendon d'Achille sont nourris par de longs rameaux artériels qui leur proviennent des jumelles » (Theile). Ce défaut de parallélisme, entre les vaisseaux d'origine des deux articulations artérielles superficielles et profondes, explique pourquoi dans un cas comme celui cité par Picou on peut trouver au-dessous d'une peau saine des parties profondes plus ou moins stupéfiées (obs. XXII).

Mais tous les muscles ne sont pas également atteints par la gangrène, témoin les faits de Potherat et de Defrance dans lesquels la gangrène a respecté les muscles jumeaux et soléaires. Chez leurs malades, en effet, les artères jumelles étaient demeurées perméables, le caillot étant situé au-dessous de leur naissance. Et nous lisons, en effet, dans l'observation de Defrance : « On trouve dans l'intérieur du vaisseau un caillot long de 3 à 4 cent. remplissant le calibre du vaisseau qui se trouve ainsi oblitéré juste au-dessus de sa bifurcation en tibiale antérieure est en tronc tibio-péronier. »

Quel est maintenant le rôle de la rupture de la veine, dans le cas de gangrène du membre inférieur ? D'après Verneuil, chez les sujets en bon état, l'oblitération veineuse n'amène pas la gangrène. Le plus souvent alors la circulation collatérale étant suffisante pour être compensatrice.

En 1700 Bœrhave émet l'idée que la gangrène du membre inférieur pouvait survenir à la suite de la plaie des veines, cependant 150 ans plus tard, Gruveilher écrivait : « Je peux affirmer qu'il n'existe pas un seul fait positif de gangrène par oblitération veineuse ». (*Anatomte pathologique* de Cruveilher, tome II.) Cet avis, partagé par Verneuil, fut démontré exact, expérimentalement, par Nicaise qui pratiqua la ligature de la saphène interne chez un chien, et la gangrène ne survint point. Dans pareils cas, en effet, le lacis veineux du membre inférieur, malgré l'oblitération de l'un de ses vaisseaux est assez riche en canaux pour assurer la circulation compensatrice de retour. Cependant si l'oblitération veineuse n'est pas cause efficiente dans la production de la gangrène, dans certains cas, elle est une cause adjuvante et non des moins puissantes. Citons encore Nicaise : « L'oblitération veineuse ne peut venir que compliquer une gangrène reconnaissant pour point de départ une autre cause. »

Bien autrement dangereuse est la production de vastes hématomes que l'on rencontre lorsque la veine et l'artère sont complètement sectionnés, ce sont eux qui compriment les vaisseaux de moyens calibres et les capillaires, empêchant ainsi toute circulation compensatrice de s'établir (obs. XXVI). Et lorsque la gangrène s'est produite, ce ne sont pas seulement les accidents locaux qui constituent sa gravité, elle peut produire un empoisonnement direct de l'organisme par les substances infectieuses. De véritables thromboses gangréneuses peuvent se produire dans les veines qui avoisinent les foyers gangréneux ; elles créent des embolies qui peuvent être lancées dans différents organes « même dans le cerveau » (Le Fort); elles donnent naissance à des foyers secondaires, surtout dans le cas de gangrène humide. « De plus, les liquides qui baignent et imprègnent les parties atteintes de gangrène humide, autrement dit la sanie gangréneuse, renferment un poison putride qui peut pénétrer dans les lymphatiques et surtout les vaisseaux sanguins ; et dans un membre dans lequel il n'existe plus aucune circulation, avec les parties voisines du corps, il se produit cependant un échange très actif de suc » (Küsmaul).

Enfin, d'après nos observations, rien n'est plus variable que l'apparition de la gangrène. Quoi qu'il en soit on peut admettre qu'elle apparaît souvent au bout du premier septénaire (Obs. I, III, X, etc.). Cependant d'après les observations VI et VII, il n'y a de la gangrène que la seconde semaine.

CHAPITRE IV

Symptômes.

Un des premiers symptômes sera l'arrêt de la circulation au-dessous du point où siège l'oblitération. Ce phénomène d'ailleurs connu a frappé tous les observateurs puisqu'il est mentionné dans la plupart des cas qu'ils rapportent; et dans nos observations cette phrase se répète presque pour chacune d'elles: on ne sent plus les battements à la pédieuse ni à la tibiale postérieure. Le moment auquel apparaîtra nettement ce signe dépend donc exactement du temps que mettra le caillot à se constituer, l'artère à s'oblitérer. Ainsi chez un malade de Poland, le jour même de l'accident le pouls disparaît à la tibiale postérieure, tandis que chez un autre malade cité par le même auteur, la pulsation au niveau de la pédieuse existe encore au second jour, et ne se sent plus au quatrième jour. De même, ce signe du pouls peut nous permettre de diagnostiquer à quel niveau siège l'oblitération. Il est bien évident que l'absence de pouls à la tibiale postérieure, et sa constatation à la pédieuse nous indiquera nettement que l'oblitération siège au tronc tibio-péronier, mais au-dessous de la naissance de la tibiale antérieure.

Souvent, il est vrai, il ne tarde pas à se faire une infiltration séreuse abondante (elle est signalée dans un grand nombre des observations que nous rapportons), le volume du membre augmente alors rapidement, dans de pareilles conditions on ne peut rechercher le pouls. Cette augmentation de volume du membre diminuera seulement au bout de quelques jours lorsque la gangrène aura fait son apparition ; non pas que la sérosité se résolve puisque la circulation est interrompue, mais parce qu'elle s'écoule par les solutions de continuité que laissent les escharres. L'œdème, nous semble-t-il, se développera bien plus rapidement encore s'il s'est produit simultanément à la déchirure de l'artère une déchirure de la veine.

A côté de ce fait, disparition du pouls au-dessous du caillot il est bon de placer un autre signe quoique inconstant, c'est l'augmentation du choc du pouls au-dessus du point oblitéré (Obs. XXIII).

« Cette augmentation résulte probablement de ce fait que la colonne sanguine lancée par le cœur est toujours la même pendant les premiers instants de l'accident et que les territoires à irriguer sont considérablement diminués par le fait de l'oblitération de l'artère (1) ». Aussi lorsque l'oblitération se fera lentement ce symtôme n'existera pas, tout au contraire doit-il rarement faire défaut au début d'une oblitération se produisant brusquement par des tuniques se recroquevillant dans

(1) Chavanis.

l'intérieur d'artères aussi volumineuses que la fémorale ou la poplitée. Et dans l'observation de Chandelux nous lisons : « Pas de battements de la tibiale postérieure, mais pouls bondissant de la fémorale au-dessous de l'arcade crurale. »

C'est Simpson qui, le premier a signalé l'amplitude du pouls au-dessus de l'obstruction artérielle. Mais ce symptôme ne peut être observé que pendant un temps assez rapproché de l'accident, car bientôt le cours de la circulation ne tardera pas à se régulariser, le cœur n'envoyant au membre inférieur malade que la quantité de sang nécessaire. Malheureusement, les malades que nous avons à examiner dans les hôpitaux n'y sont transportés que longtemps, plusieurs jours même après le traumatisme. Mais il serait bon que le premier médecin appelé auprès du blessé s'appliquât à la recherche de ce signe qui pourrait lui faire soupçonner la lésion en face de laquelle il est.

L'absence de circulation engendre un autre phénomène, c'est l'abaissement de température du membre malade ainsi privé du liquide nourricier. Chez le malade de M. Picou la température locale du pied malade, le gauche, est inférieure à celle du pied droit de 2°,1, elle descend à 34°,1. Chez celui de Cival, les orteils deviennent au bout de quelques jours, violacés froids, insensibles. A la surface dorsale du pied, la température est de 28°, au genou, le thermomètre marque 36°,4. Cet abaissement de température est d'autant sensible que le malade est dans un état fébricitant. Un autre malade se plaint que son pied est « froid comme glace ».

Cette perte de chaleur s'accompagne d'une pâleur livide, caractéristique, toujours plus accentuée à l'extrémité du membre qui ne tarde pas à se marbrer de taches bleuâtres ou violacées. D'après Lejars, alors même que la décoloration est incomplète, un bon signe de l'arrêt circulatoire est le suivant : Si l'on comprime avec le doigt, la tache bleuâtre ainsi produite au lieu de reprendre tout de suite la teinte primitive ne s'efface que très lentement ou persiste.

Mais il est un autre phénomène, signalé dans la thèse de Bimbenet et tout à fait opposé à celui précédemment décrit. Lorsque l'oblitération est survenue rapidement et a produit un arrêt brusque de la circulation on observe quelquefois à ce moment une élévation de température dans la partie sous-jacente. Cette élévation serait due aux efforts qui se produisent dans les capillaires, pour le rétablissement du cours du sang. Il est bien entendu que ce signe ne peut se montrer que dans les premiers instants qui suivent l'accident, car, d'après nous, généralement, une grande partie des capillaires sont meurtris simultanément aux gros vaisseaux et ne tardent pas comme eux à s'oblitérer, dès lors, la circulation de dérivation dite compensatrice ne peut s'établir et le refroidissement du membre ne tarde pas à se montrer alors. Quoi qu'il en soit, d'ailleurs, cette augmentation de la température dans le territoire desservi par les vaisseaux contus ou par leurs branches efférentes, ne peut avoir une grande valeur diagnostique, car nous ne la trouvons signalée dans aucune de nos observations.

« A ces premiers signes de vitalité déchue s'ajoute la

perte de la sensibilité (1) ». ainsi qu'elle est signalée dans de nombreuses observations. Mais cette anesthésie n'est pas toujours totale.

Chez le malade de Picou « la sensibilité était abolie dans toute la zone innervée par le sciatique, conservée dans les points innervés par le nerf saphène. Ainsi, la face interne du gros orteil gauche était encore sensible, tandis que la sensibilité était totalement abolie dans les autres orteils. Dans le deuxième orteil seulement paraissait exister encore un reste de sensibilité extrêmement confuse, avec retard de quelques secondes dans la perception de la sensation et aberration du sens tactile. » Lejars dit avoir relevé de ces bizarreries chez deux de ses malades, de plus, dit-il : « Le territoire anesthésié est susceptible de présenter certaines variations d'étendue, d'un jour à l'autre durant la période initiale et ces alternatives de progression et de recul témoignent des hésitations de la circulation suppléante. »

Mais bientôt ne tarde pas à se montrer l'impotence absolue du membre et, d'après Muller, la perte de la motilité est due à ce que les fibres musculaires ne reçoivent pas une assez grande quantité de sang artériel, cette théorie fut, d'ailleurs, soutenue par Charcot.

Lorsqu'il s'est produit une rupture complète de l'artère, les deux bouts peuvent parfois se terminer en un anévrysme diffus (obs. XVII), comme chez le malade de Kermisson. La roue de sa charette lui avait passé sur la cuisse droite et quinze jours après, lorsqu'il rentra dans le service de Verneuil « on constatait à

(1) Lejars.

la partie inférieure de la cuisse une tumeur arrondie, régulière, lisse, rénitente en certains points, beaucoup plus marquée au côté interne qu'en arrière et en dehors. » D'ailleurs, nous citerons ici l'observation :

Observation XVII

(Publiée par Kermisson dans le *Progrès médical* du 26 octobre 1878.)

Il s'agit d'un homme de 53 ans, dont la roue d'une charrette lui avait passé sur la cuisse droite, et 15 jours après lorsqu'il rentra dans le service de Verneuil, on fit le diagnostic de rupture complète de l'artère et de la veine fémorale. La gangrène déjà avait d'ailleurs fait son apparition. On porta aussi le diagnostic d'anévrysme diffus.

On constate à la partie inférieure de la cuisse une tumeur arrondie, régulière, lisse, rénitente en certains points, beaucoup plus marquée au côté interne qu'en arrière et en dehors. Cette tumeur offre un mouvement d'expansion peu prononcé. Les battements ne sont pas non plus très énergiques : ils sont perceptibles dans toute la moitiée inférieure de la cuisse, mais leur maximum existe au côté interne. Le souffle est très nettement intermittent; il n'est donc pas très intense, ne se propage pas au loin; il a son maximum au niveau de l'anneau du 3e adducteur. Il existait, de plus une gangrène sèche des orteils, de la moitiée antérieure de la face dorsale du métatarse et de toute la région plantaire. Après l'amputation de la cuisse, la dissection permit de constater l'existence d'une poche anévrysmale, grosse comme un tête de fœtus à terme.

Le souffle et l'expansion, à ce que disent les auteurs, ne sont pas constants.

Ce diagnostic d'anévrysme diffus n'est pas toujours aussi facile et Dupuytren avoue lui-même s'y être trompé. Enfin, le terme fatal de l'oblitération artérielle, sera la gangrène, si la circulation collatérale ne parvient pas à s'établir promptement. Nous n'y reviendrons pas dans ce chapitre car nous nous exposerions ainsi à des redites.

Rupture de la veine. — Cependant, nous ajouterons un fait : dans le cas de lésion seul de la veine, on observera un œdème qui se développera rapidement et les accidents gangréneux, si toutefois ils arrivent, se feront attendre longtemps. Car ici les veines superficielles et la saphène interne suffisent à ramener la plus grande partie du sang vers le centre de la circulation. De plus, si le thrommbus occupe l'intérieur d'une veine superficielle, celle-ci se présentera sous le doigt comme un cordon dur. Quoi qu'il en soit, les battements au niveau de la pédieuse et de la tibiale postérieure seront conservés. Il n'y aura pas de diminution brusque de la température dans le membre, pas de paralysie des orteils, la sensibilité sera intacte.

CHAPITRE V

Traitement.

Avant tout, il serait intéressant de savoir, si le chirurgien peut empêcher la gangrène du membre inférieur de se produire, et nous allons passer rapidement en revue, les différents moyens proposés à des époques différentes.

En Angleterre, au commencement du xviiie siècle, le quinquina était regardé comme spécifique de la gangrène, on l'administrait à hautes doses. De nos jours évidemment, nous ne croyons plus à cette spécificité; le quinquina a de la valeur dans le traitement général, il aide par sa quinine à combattre la fièvre, et peut agir comme amer sur l'appareil digestif; c'est là son seul rôle, nul d'ailleurs ne le conteste.

Après le quinquina est venu l'opium, on a admis qu'il pourrait agir sur les fibres musculaires lisses des vaisseaux, favoriser la circulation collatérale. Son action est celle d'un calmant dont il ne faut pas abuser, c'est tout.

Puis Becquerel, Chevreul, Gilbert Blanc, Wœhler

avaient préconisé la médication alcaline, on l'a donnée comme capable d'amener une fluidification du sang qui s'opposerait à la formation de caillots. D'autres pensaient qu'elle fixait dans le sang une plus grande quantité d'oxygène. Laugier enfin a proposé de soumettre le malade à de véritables bains d'oxygène. Ce sont des moyens tous infidèles, et nuls sont les résultats obtenus (1). Quelle doit être alors la conduite à tenir, lorsqu'on a fait le diagnostic ferme de rupture des vaisseaux fémoraux ou poplités ?

La première précaution à prendre, sera en présence de tels blessés de procéder de suite à la toilette du membre et si possible est de tout le corps, car il est toujours bon de se prémunir le mieux contre les chances d'infection. Brünner insiste tout particulièrement sur ces soins préliminaires, et Lejars ajoute : « Cette pratique mérite de passer dans les mœurs chirurgicales dans tous les traumatismes même sous-cutanés des membres. Savonner et brosser toute la surface cutanée, la laver à l'alcool et avec une solution antiseptique, l'entourer de compresses bouillies, tels sont les quelques soins faciles à prendre qui préviendront souvent de graves accidents ultérieurs. » On évitera ainsi la formation plegmons dont l'origine est dans des plaies cutanées parfois imperceptibles, mais qui n'en servent pas moins de portes d'entrée aux agents pathogènes. Et si toutefois il existe une légère plaie cutanée visible, ne pas la suturer.

---

(1) Nous ne savons pas si les injections intravasculaires de peptone sont capables d'arrêter la formation du caillot.

Mais ces soins ne suffiront pas à eux seuls, le chirurgien doit avoir une aidée toujours présente, aider au rétablissement de la circulation collatérale dont l'insuffisance est la cause capitale, efficiente dans la production de la gangrène.

Nous devons ici distinguer deux cas : 1° il y a conservation de la tunique externe du vaisseau ; 2° déchirure totale de l'artère et souvent même de la veine. Nous commencerons par le second cas ; ces ruptures totales donnent souvent lieu à de vastes épanchements sanguins qui s'infiltrent à travers les muscles, dans les loges aponévrotiques, forment des caillots volumineux qui, comprimant les vaisseaux, leurs collatéraux, les capillaires et les veines, mettent obstacle à toutes sortes de circulation. Et encore ces vastes hématomes sont pour plus tard des foyers où la suppuration facilement s'installera. Dans ce cas, la conduite à tenir est donc d'aller le plus promptement possible à la recherche des deux extrémités de l'artère et d'en faire la ligature. Il existe, d'ailleurs, une observation de Notta de Lisieux, *Bulletin de la Société de Chirurgie* de 1865, dans laquelle il est mentionné que la ligature de l'artère, après un anévrysme diffus, a donné des résultats inespérés puisque le malade a pu conserver l'usage de son membre, et malgré une gangrène très limitée, il est vrai, des péroniers.

Il s'agissait d'un anévrysme faux primitif développé à la suite d'un coup de pied de cheval à la partie interne de la cuisse droite et guéri radicalement par la ligature de la fémorale au niveau du triangle de Scarpa. Peut-être, nous objectera-t-on de ne pas rapporter ici de faits nouveaux de guérisons, semblables à celui publié par Notta. Mais il faut avouer, que beaucoup de chirurgiens n'ont pas eu recours à cette méthode très simple. Cependant, la ligature est une opération facile, classique connue de tous. Si elle n'assure pas d'une manière certaine la vitalité du membre pour l'avenir, tout au moins faite avec les procédés d'aseptie et d'antiseptie actuelle, nous sommes certains qu'elle n'aura aucune suite fâcheuse. On peut même la pratiquer chez des malades très affaiblis, sans crainte aucune d'ajouter de nouvelles souffrances à celles déjà endurées, le membre contus étant insensible. De plus, par la même incision qui nous permet de lier l'artère, il est facile de débarrasser les loges aponévrotiques voisines et les espaces intermusculaires des collections sanguines qui s'y sont accumulées. Tel est d'ailleurs l'avis de Dupuytren, de Guthrie, de Nicaise. Et Lejars, tout récemment, dans un article de la *Revue de Chirurgie*, exprime ses regrets de ne pas avoir agi ainsi. Par cette conduite, M. Albertin, tel était satisfaisant l'état du membre de son blessé, eut toutes les raisons pour croire pendant six jours à une entière guérison. « Bien entendu, ce n'est qu'à la période toute initiale que cette façon de faire est applicable. » Si même, sur 100 malades nous n'arrivions qu'une seule fois au résultat tant désiré, ce sera déjà grande satisfaction, les 99 autres n'auront connu aucun nouveau danger et retireront les bénéfices d'un drainage dans les meilleures conditions, tout blessé n'étant pas capable de faire les frais d'une abondante suppuration.

Quant au traitement consécutif à la ligature nous en

parlerons ici, car, c'est aussi le pansement qu'il faut instituer chez les blessés dont la rupture artérielle n'est pas totale. Comme nous le disions plus haut, le but du chirurgien avant tout est de favoriser la circulation collatérale d'une part, et veineuse d'une autre part. Il faut donc, éviter l'usage des pansements compressifs. Nous avons lu dans Herzog : « La gangrène provient souvent par la faute du médecin ». Chez certains malades dont nous rapportons les observations, cette compression, faite après erreur de diagnostic, hâta évidemment l'apparition des accidents gangréneux, (obs. XVI). On aura donc recours à l'enveloppement. Mais comme cet enveloppement doit empêcher dans toute la mesure du possible la déperdition de chaleur du membre atteint, il faudra employer l'ouate. D'un autre côté les bains chauds prolongés peuvent rendre d'utiles services par leur action vaso-dilatatrice. Chez le malade de Cival on entoura la gouttière dans laquelle reposait le membre inférieur, de sacs de sable chaud. Malheureusement ces deux derniers moyens ne sont pas pratiques Cette gouttière afin de favoriser la circulation veineuse de retour doit être placée sur un plan incliné de l'extrémité du pied vers la racine de la cuisse. Et nous avons des exemples de malades atteints de ruptures incomplètes des vaisseaux dans lesquels la tunique externe avait été respectée, guérie par l'expectation pratiquée dans les conditions susénoncées (obs. XI, XII).

Malgré toutes ces précautions, on n'empêchera pas toujours la gangrène de s'installer et commençant par les extrémités d'envahir progressivement tout le membre. Follin conseillait, avant les antiseptiques il est vrai, l'usage du fer rouge au niveau des escharres. Cependant, on peut dire avec Verneuil, « la chirurgie la plus conservatrice ne consiste pas toujours à employer les moyens réputés les plus innocents, mais plutôt à proportionner l'énergie des agents à l'intensité du mal.» Poussés en nos derniers retranchements nous sommes donc obligé d'avoir recours à l'amputation; elle s'impose. Mais ici, une restriction, dans les cas de gangrène sèche, il ne faut pas toujours se presser d'agir, il faut laisser le sillon d'élimination se creuser, c'est lui qui nous indiquera nos lignes d'incision. Peut-être sera-t-on plus hâté d'agir dans les cas de gangrène humide, car cette dernière se propage vite et peut donner plus facilement origine à des accidents de septicémie. Dans ces cas, l'amputation très haute devient urgente et pour sauver la vie, il faut savoir sacrifier le membre à temps. Cependant, il arrivera parfois, qu'après une première opération, le mal ne sera pas jugulé, et alors, dans les lèvres de la plaie même, il y aura récidive, dans ces cas une seconde intervention s'impose. Dans toutes ces opérations, il est bon de ne jamais fermer la plaie opératoire, dans ces conditions les réunions par seconde intervention sont les meilleures. On a, en effet, opéré dans des tissus prêts à suppurer. Aussi laissant cette plaie ouverte on pourra porter plus profondément les substances antiseptiques, on permettra au pus, si toutefois il apparaît, de s'écouler librement au dehors, évitant ainsi toute chance d'infection secondaire. Cette ligne de conduite tenue par M. Bérard dans la clinique du professeur Poncet sur le malade dont l'observation a fait le sujet de ce travail donna ample satisfaction. Cependant, il n'est pas à dire que toujours, l'amputation faite, la vie du malade soit assurée, car nous avons rapporté des cas de mort (obs. II, VIII, XIV, XVI, XIX), et des chirurgiens n'ont pas publiés leurs résultats.

CHAPITRE VI

OBSERVATIONS

Observation I

Observation provenant de Cooper, infirmerie de Liverpool, *The Lancet,* 1851, vol. II, p. 85.)

Homme, 46 ans, reçoit un sac de blé sur la jambe et tombant d'une hauteur de 5 mètres, le membre inférieur droit tendu. Précipité à terre, il se trouve pris entre le sol et le sac. En 5 minutes, la jambe augmenta du double de son volume normal. La jambe était froide comme le marbre. Pas de pouls.

Au 8e jour, phlyctènes ; au 18e, grangrène humide de la jambe.

Amputation de la cuisse au milieu inférieur à la fin de la 7e semaine.

Examen du membre. — L'artère poplitée, la veine et les nerfs sont sectionnés. Les bouts supérieurs de l'artère, de la veine et des nerfs présentent des fragments irréguliers. L'extrémité supérieure de l'artère est rétractée dans le coagulum. Pas de traces d'athéromes.

Observation II

(Observation provenant de South, in *Lancet,* 1859, vol. II, p. 287.)

Homme, 30 ans, serrurier, est précipité sous les roues d'une lourde voiture, qui lui passe sur le jarret gauche. Antécédents particuliers : alcoolique. Pas de fractures. Gonflement immédiat se produisant après l'accident. Absence du pouls à la tibiale le lendemain de l'accident. On fait alors l'amputation de la jambe.

Le malade meurt deux heures après l'opération.

L'artère et la veine poplitée furent trouvées totalement rompues, et thrombosées.

Observation III

(Empruntée à Lidell, *Encyclop. internat.*, t. III.).

Un homme de 19 ans a le genou gauche atteint par une roue de voiture. Le genou fut écrasé. La jambe enfla fortement, sans fracture, sans luxation aucune.

Une gangrène menaçant le membre rendit l'intervention nécessaire. On amputa.

Examen de la pièce. — L'artère poplitée n'a plus que son adventice ; les deux autres tuniques avaient été arrachées. La veine est écrasée.

Observation IV

(Observation prise in *Guy's Hosp, Report*, 3e séries, t. VI, 1860, by Poland.)

Il s'agit d'un homme de 30 ans, maçon, qui a eu la jambe prise au niveau du creux poplité entre deux blocs de pierre. Conduit à l'hôpital, on remarqua une tuméfaction considérable de la jambe. Ni entorse, ni fracture. Ecchymose noirâtre. Le pouls a disparu à la tibiale postérieure. Apparition des signes de la gangrène sept jours après l'accident.

Le chirurgien a, pendant un instant, l'idée de faire la ligature de l'artère poplitée. Il fit même une incision, mais trouvant une poche anévrysmale, il enlève la plus grande partie des caillots qu'elle contient, et alors, renonçant à la ligature, on refait un pansement. La guérison semble se faire lentement. Elimination spontanée de la portion sphacélée qui remonte à 6 centimètres au-dessous du genou. Et un mois après l'accident, on enlève la partie osseuse exubérante.

Observation V

(Empruntée *In* Poland.)

Homme, 36 ans, pris par un volant de machine, et précipité contre le mur. Rupture complète de l'artère et de la veine poplitée droite; thrombose. Les deux bouts de l'artère sont encore reliés par une bandelette fibreuse.

La pulsation se perçut même au second jour au niveau de la pédieuse. Elle disparaît au 4e jour. Apparition de la gangrène au 5e jour. Amputation de la cuisse au 15e jour. Guérison.

Observation VI (résumée).

(Empruntée à Jackmann, *St Barthol Hosp. Rep.*, 1868.)

Il s'agit d'un homme de 56 ans qui reçut un choc violent au niveau du genou, aussitôt apparut une tuméfaction considérable au creux poplité. Refroidissement, absence du pouls. Au 10e jour, grangrène des orteils.

Amputation de la cuisse au 14e jour. Deux mois après, guérison.

Examen de la pièce. — Rupture totale de l'artère poplitée. Elle communique avec une poche d'anevrysme faux, en partie remplie par des caillots.

Observation VII

(Contusion de l'artère fémorale, Richet, *Bulletin de la Société de chirurgie*, 1862.)

Un homme, âgé de 52 ans, est renversé par une voiture lourdement chargée.

Il présentait une ossification des artères.

Quinze jours après l'accident, il se montra de la gangrène au-dessous du genou.

La fémorale ne battait plus jusqu'au sommet du triangle de Scarpa. L'amputation fut discutée, mais rejetée à cause de la faiblesse profonde dans laquelle le malade était tombé.

Il survint bientôt des abcès sanguins dans la partie moyenne de la cuisse et le malade mourut.

Autopsie. — Fémorale oblitérée; on trouva que la fémorale était oblitérée jusqu'à la partie moyenne de la cuisse. Elle avait des plaques athéromateuses et calcaires.

Observation VIII (résumée)

(Empruntée à Pozzi, *Bulletin de la Société anatomique*, 1868.)

Il s'agit d'un homme de 45 ans qui, renversé sous une roue de voiture, eut une rupture complète de l'artère fémorale. A partir de ce moment la mortification augmente chaque jour, et la gangrène s'installe. Dix-sept jours après amputation de la cuisse au tiers inférieur par M. Broca. Le malade meurt huit jours après l'opération.

Examen de la pièce. — A l'autopsie on trouva la veine thrombosée et l'artère complètement déchirée. Entre les deux bouts, un peu au-dessus de l'anneau du troisième adducteur, existait un écartement d'environ 2 centimètres. Aucune hémorragie notable ne s'est produite, les deux tronçons artériels plongeaient bien dans un détritus sanguinolent assez abondant, mais il est manifestement produit par le broiement des parties molles. La section de l'artère offre une disposition remarquable. Le bout supérieur est terminé en massue. Il est obturé par un caillot fibrineux remontant à trois centimètres jusqu'à une perforante fournie directement par la fémorale. Le bout inférieur se termine par une extrémité très allongée comme celle d'un tube de verre effilé à la lampe. Cette extrémité est formée par l'allongement de la tunique externe, un caillot fibrineux très dense le remplit dans une étendue de 4 centimètres environ.

Observation IX (résumée)

(Empruntée à la thèse de Cival, Paris, 1874.)

Il s'agit d'un marin âgé de 30 ans; dans un mouvement de recul d'un canon il eut la jambe prise entre une barre transversale et l'affût. Au moment de l'accident il ressent une douleur légère au niveau du creux poplité. Un instant le malade peut se servir de son membre. Bientôt survient un gonflement commençant à la partie moyenne de la jambe et envahissant la cuisse. Examiné par un médecin de la marine, on note une disparition du pouls à la pédieuse et à la tibiale postérieure. De plus, la sensibilité du pied n'existe plus. Le membre devient froid.

A l'hôpital maritime de Toulon on porte le diagnostic de rupture de l'artère poplitée et d'anévrysme traumatique consécutif. Cependant pas de souffle. Une forte infiltration sanguine et séreuse ne tarde pas à envahir l'articulation du genou. Les orteils deviennent, au bout de quelques jours, violacés, froids et insensibles.

A la face dorsale du pied la température est de 28°.

Au genou le thermomètre marque 36°,4.

Comme le malade a de la fièvre la température axillaire est à 38°,5.

On met le membre dans une gouttière et on l'entoure de linges chauds, cependant des phlyctènes nombreuses ne tardent à se montrer à la partie moyenne supérieure et postérieure de la jambe. La teinte violacée que primitivement avait prise le pied a envahi le quart inférieur de la jambe et à ce niveau existe une ligne circulaire séparant nettement les tissus sphacélés des parties encore saines. Nous ne sommes qu'à 2 jours de l'accident, et l'on se décide à faire l'amputation de la cuisse au tiers inférieur. Le malade ne tarde pas à guérir.

Examen de la pièce. — L'artère poplitée est nettement divisée, les deux bouts sont rétractés, éloignés l'un de l'autre. On ne remarque pas de trace d'athérome. La veine et le nerf sont intacts.

Observation X (résumée)

(Empruntée à Rinvigton, in *British med., journal*, janvier 1877.)

Il s'agit d'un homme pris entre deux banquettes de voiture, au niveau du creux poplité. Aussitôt après l'accident, tuméfaction considérable de la jambe. Au bout de la première semaine on pratique l'amputation de la jambe. Guérison.

Examen des pièces. — Rupture des tuniques interne et moyenne de l'artère. Rupture de la veine.

Observation XI (résumée)

(Empruntée à Bryant, in *the Lancet,* 1881, t. II, p. 88.)

Il s'agit d'un homme de 35 ans, renversé sous une lourde voiture. Gonflement léger, après l'accident, de tout le membre inférieur gauche. Le membre est refroidi, pâle, le pouls ne bat plus à la poplitée.

Intervention chirurgicale nulle. Enveloppement ouaté. Pas de gangrène. Et au 34e jour le pouls reparaît à la tibiale postérieure et à la poplitée. Sort au 61e jour, guéri. Il marche avec une canne.

Observation XII (résumée)

(Empruntée à Lejars et due à Lawson.)

Il s'agit d'un homme de 18 ans qui eut une compression brusque de la cuisse entre un mur et une table d'imprimerie.

Refroidissement, absence de pouls dans la pédieuse et la tibiale. Pas de gangrène.

Intervention nulle. Au 13e jour, le pouls reparaît à la pédieuse, au 19e jour, à la tibiale postérieure. Absence complète dans la fémorale. Pas d'autres accidents.

Observation XIII (résumée)

(Recueillie parle Dr Chandelux, citée dans la thèse de Chavanis.)

Il s'agit d'un homme de 50 ans, trouvé sans connaissance dans des terrains vagues, il ne peut fournir aucun renseignement.

Le membre inférieur gauche est tuméfié, il revêt une lividité assez accusée surtout au niveau des orteils. L'abaissement de la température en ce point est notable. Pas de battements dans la tibrale postérieure, mais pouls bondissant de la fémorale au-dessous de l'arcade crurale.

Le malade est dans un état de collapsus profond et ne tarde à succomber.

Autopsie. — La crosse de l'aorte présente quelques légères plaques athéromateuses.

A la partie externe et supérieure de le jambe le tissu cellulaire sous-cutané est le siège d'une légère infiltration ecchymotique. Au-dessous de l'aponévrose le sang et infiltré en quantité notable. Les artères péronière et tibiale postérieure forment un cordon noirâtre résistant sous le doigt. La coagulation se poursuit dans la poplitée et même dans la fémorale jusqu'à l'arcade de Fallope. A l'examen des parois artérielles on ne constate pas de plaques athéromateuses. La tunique myenne et la tunique interne sont déchirées circulairement tandis que l'externe est conservée. Elles ont été comme coupées. Pas de recroquevillement des membranes internes. Rien dans la veine et les nerfs.

Observation XIV

(Oblitération, contusion de la face antérieure de la cuisse gauche de la fémorale. Observée par M. le professeur Ollier dans le service de Velpeau 1878.)

Il s'agissait d'un homme de 40 ans. Pas d'athérome. Une roue de charrette lui était passé sur la cuisse au-dessous de la région inguinale. Quelques jours après plus de battements artériels.

Le membre inférieur devient froid, livide et insensible.

Les orteils devinrent bleuâtres, des taches noirâtres s'y montrèrent. Bref il perdit une partie du pied par effet de la gangrène. Il fut assez heureux pour conserver affaiblie la plus grande partie de son membre inférieur, grâce à la circulation collatérale qui parvint à s'établir. Le pouls reparut quelques jours après dans la poplitée, et le malade put sortir de l'hôpital, guéri.

Observation XV (résumée)

(Déchirures des tuniques internes de la poplitée. Gangrène. Amputation. Mort. *In* thèse de Chavanis.)

X..., 26 ans, employé au chemin de fer, fut écrasé par un wagon.

Dans la région poplitée, plaie contuse de 25 centimètres de longueur. Os intacts, pas de fractures.

Le surlendemain, le membre est plus froid que celui du côté opposé. Au-dessous du jarret plus de battement dans les artères. La motilité est abolie.

Au troisième jour, apparition des premières plaques de gangrène, avec crépitation gazeuse.

Le sixième jour, amputation de la cuisse à la partie moyenne. (Le malade meurt dans la suite).

Autopsie. — L'artère a conservé ses rapports habituels avec les autres parties, extérieurement elle paraissait saine, toutefois elle présentait dans le creux poplité, à sa partie moyenne, un point dur au toucher. Les deux tuniques internes étaient nettement coupées sur toute la circonférence du vaisseau, la tunique externe avait résisté.

Observation XVI

(Déchirure des tuniques internes de l'artère poplitée. Recueillie par M. Chandelux et citée dans la thèse de Chavanis.)

Il s'agit d'un homme qui, renversé par un omnibus, eut au tiers supérieur du tibia et du péroné à droite une fracture double. Sur le membre inférieur gauche la roue a passé au-dessous de l'articulation du genou, et a produit un grand épanchement qui remonte jusqu'au canal de Hanter. Rien de ce côté n'annonce une fracture, on pense à une contusion un peu violente.

On pose un bandage compressif s'étendant depuis l'extrémité du membre jusqu'au milieu de la cuisse. Le lendemain le pied est froid, on desserre le bandage. Deux jours après on l'enlève complètement. Plus de battement au-dessous de la poplitée. Insensibilité absolue de la jambe.

Trois jours après l'accident apparition des premiers signes de la gangrène.

Le malade succombe dans la suite.

Examen de la pièce. — La veine poplitée offre un caillot qui l'oblitère complètement. L'artère poplitée dans une étendue de 2 centimètres environ est comme froissée par les mors d'une pince.

La tunique externe a pourtant résisté, tandis que les deux tuniques internes ont été déchirées et leurs extrémités en se rétractant ont formé un bouchon qui oblitère la lumière de l'artère. On trouve deux caillots, l'un au-dessous, l'autre au-dessus de la déchirure.

Les os et l'articulation n'offrent pas de lésion.

Observation XVII

Cette observation est citée à la page 38.

Observation XVIII

(Empruntée à la thèse de Decaye et due à Nicaise, 1879.)

Th..., 30 ans, charretier, une roue de voiture passa sur la cuisse droite de dedans en dehors. L'accident arriva le 24 novembre.

Le lendemain, gonflement s'étendant à la jambe. Le mollet droit est enflé et mesure 41 centimètres, le mollet gauche 35 centimètres.

Pas de battements à la pédieuse et à la tibiale postérieure.

Insensibilité depuis le pied jusqu'à quatre travers de doigt au-dessus de la rotule.

On propose l'amputation, le malade s'y oppose. Ligature de l'artère fémorale au-dessous de l'arcade et d'une petite collatérale voisine.

Au 1er décembre, la jambe est chaude au toucher.

7 décembre. — Echarres nombreuses sont incisées et drainées.

10 décembre. — On sépare le vif du mort au thermocautère et on désarticule le genou.

Le 29 janvier ont fait la section du fémur qui avait dû être laissé dans le mognon, et on régularise le mognon. Guérison rapide.

Examen de la pièce. — Le cordon était formé par écrasement de l'artère et de la veine fémorales, il n'y avait plus trace de cavité vasculaire.

Observation XIX

(Oblitération de la poplitée. Gangrène de la jambe. Tétanos. Mort (rapportée par Broca. Résumée. *Bulletin de la Société de chirurgie* 1882)

M..., 43 ans, a été renversé par une voiture dont la roue lui a passé sur la cuisse gauche. Vaste épanchement au niveau du canal de Hunter. C'était le 9 mars 1862.

Ces diverses lésions sont suivies d'une gangrène du pied et de la partie inférieure de la jambe. Cette gangrène remonte progressivement vers la racine du membre. La gangrène se montre le 24 mars seulement. On attendit pour pratiquer l'amputation que la gangrène s'arrêtât.

Le 3 avril apppparition du tétanos, le malade meurt le 5 avril.

Autopsie. — La veine est oblitérée par un caillot volumineux ainsi que la fémorale dans toute son étendue. Oblitération complète de l'artère poplitée. Le caillot remonte jusqu'à l'extrémité inférieure du canal de Hanter. Les parois de l'artère sont parfaitement saines.

Observation XX résumée

(Empruntée à Weitz in *Berl. Klin. Woch.* 1884, t. VII.)

Il s'agit d'un homme âgé de 40 ans qui fut précipité violemment contre un arbre. Aussitôt après, gonflement considérable de tout le membre inférieur. Le membre se refroidit, la sensibilité disparaît, on ne sent plus le pouls à la poplitée.

Quatre jours après apparition des premiers sphacèles de gangrène. Crépitation gazeuze.

Dix-huit jours après l'accident, amputation de la cuisse.

Weitz ne dit pas s'il y eut guérison.

Examen de la pièce ; Rupture irrégulière de l'artère et de la veine fémorale, à la partie moyenne de la cuisse.

Observation XXI

(Rupture de la tunique interne de la poplitée. Potherat. — *Bulletin de la Société anatomique*, mars 1888).

Il s'agit d'un homme âgé de 29 ans qui se présente à l'hôpital dans le service de Trélat, 17 jours après avoir été atteint par un fût de vin qui lui roula le long de la face externe du membre inférieur droit, particulièrement le long de la cuisse, du genou et du mollet.

Pas de fracture, épanchement considérable au niveau des parties atteintes. Au début, on avait porté un diagnostic bénin.

Cependant aussitôt après l'accident le malade constatait que son pied était devenu blanc, insensible, froid comme glace.

Lorsque le malade se présente à l'hôpital on constate une gangrène de tout le pied. Pas de gonflement notable. On sentait battre la poplitée, mais l'exploration plus attentive ne permettait pas de percevoir les battements de la pédieuse et de la tibiale postérieure derrière la malléole interne.

Température : 37°,8.

Bains et pansements antiseptiques.

Deux jours après son entrée à l'hôpital, c'est-à-dire 19 jours après l'accident, le malade est pris d'accidents septicémiques, fièvre, température 39°,2, frissons, langue sèche, râpeuse, dents fuligineuses. Amputation de la jambe à la partie supérieure.

Le professeur Trélat, s'apercevant que la gangrène des muscles est plus étendue que celle des téguments superficiels, abandonne l'amputation de la jambe et fait séance tenante l'amputation de la cuisse.

Le malade sort guéri en avril.

Examen de la pièce. — Les muscles de la jambe sont gangrénés, moins les jumeaux et une grande partie des soléaires.

La poplitée est intacte extérieurement, mais en l'entr'ouvrant on trouve dans son intérieur un caillot fibrineux long de 3 à 4 centimètres, remplissant le calibre du vaisseau qui se trouvait ainsi oblitéré, juste au-dessus de sa bifurcation en tibiale antérieure et en tronc tibio-péronier. L'explication de ce caillot se trouve dans l'état de la tunique interne rompue et retractée vers l'intérieur du vaisseau, elle forme un lambeau irrégulier de 4 à 5 millimètres d'étendue.

Observation XXII

(Contusion de l'artère poplitée gauche, de ses tuniques internes, thrombose, gangrène de la jambe, amputation de la cuisse au tiers inférieur (R. Picou). *Bull. de la Société Anat.*, avril 1895.)

M..., 38 ans, charretier, fut renversé le 21 février 1895, par un chariot lourdement chargé dont la roue lui passa sur le creux poplité gauche.

Une heure après l'accident le malade est en état de choc traumatique. La température axillaire est de 36°, 2.

A gauche, plaies contuses intéressant la partie inférieure de la cuisse, le creux poplité, le tiers supérieur de la jambe. Les plaies donnent lieu à une hémorragie abondante. On fait au côté externe du creux poplité un large débridement qui permet de vider une vaste collection sanguine. Pansement compressif.

Deux heures après on sentit apparaître à la partie inférieure de la cuisse de la crépitation gazeuse. Vu l'état du choc dans lequel se trouvait le malade, on renonça à faire l'amputation.

Le lendemain disparition de l'état de choc. Le malade éprouve quelques sensations de fourmillement dans les orteils gauches. La jambe et le pied paraissent beaucoup plus pâles que du côté opposé. La température du pied gauche est inférieure à celle du pied droit de 2°, 1. On ne sentait pas les pulsations de la pédieuse, cependant dans les taches blanches qu'on déterminait par pression sur les téguments on voyait la circulation se rétablir, bien que lentement.

Insensibilité absolue dans toute la zone innervée par le sciatique, et conservée dans les points innervés par le saphène interne. Aussi la face interne du gros orteil gauche était-elle encore sensible, tandis que la sensibilité était totalement abolie dans les autres orteils. Dans le deuxième orteil paraissait exister un reste de la sensibilité obtenue avec un retard de plusieurs secondes dans la perception de la sensation et aberrations du sens tactile.

M. Schwartz de l'hôpital Cochin diffère l'amputation, jugeant qu'en attendant la réparation des lésions on pourrait plus tard pratiquer cette amputation beaucoup plus bas.

Le membre, entouré de parties aseptiques, est réchauffé au moyen de boules d'eau chaude.

26 février. — Impotence absolue du membre. La face dorsale du pied et les quatre derniers orteils ont une teinte violacée, et la tache pâle formée par pression sur les téguments ne s'efface qu'avec la plus extrême lenteur.

La température locale du pied gauche est encore inférieur à celle du pied droit de 2°, 1 (34°, 2).

28 février. — Apparition de phlyctènes à la partie inférieure de la jambe.

5 mars. — (Huit jours après l'accident). Apparition de plaques de sphacèle à l'extrémité des orteils. Début de gangrène humide dans les plis interdigitaux.

Bientôt la gangrène augmente et les limites du sphacèle paraissent remonter jusqu'au tiers supérieur de la jambe.

L'état général du malade est satisfaisant, bien que depuis l'accident la température ait oscillé entre 38° et 39°.

14 mars. — La température s'éleva soudain à 40°, 2. A ce moment la gangrène occupe la presque totalité des deux tiers inférieurs de la jambe, gangrène humide qui paraît avoir endommagé plus les parties profondes du membre que les téguments. Le membre est alors entouré de compresses phéniquées après avoir largement drainé et lavé à l'eau phéniquée à 5 pour 100.

Le lendemain sur les conseils de M. Schwartz, après désinfection des foyers et incisions profondes dans les tissus stupéfiés on procède à un véritable embaumement du membre avec la poudre Lucas Championnière.

La température revient par grandes oscillations irrégulières à son chiffre normal.

Cependant comme le 22 mars elle monte brusquement à 39°, on se décide à pratiquer l'amputation.

23 mars. — Amputation de la cuisse au tiers inférieur par la méthode à deux lambeaux.

Depuis, l'état du malade s'est amélioré et sa température est complètement revenue à la normale.

Examen du membre amputé. — Extérieurement, la limite de la gangrène paraît marquée sur les téguments par un sillon d'élimination faisant le tour complet du membre et rappelant vaguement par sa disposition le tracé d'une ligne d'amputation elliptique, dont le point culminant serait au niveau de l'interstice des muscles jumeaux, à quatre travers de doigt au dessous de l'interligne articulaire du genou et dont le point inférieur correspondait sur la crête du tibia à l'union du tiers supérieur avec le tiers moyen de la jambe.

Profondément les limites de la gangrène dépassent celles des téguments externes. Elle arrive en arrière jusqu'au creux poplité, et en avant jusqu'à le crête du tibia, si bien qu'au dessous des téguments sains existent entre les muscles des régions postérieure, externe et antéro externe de la jambe de vastes clapiers fusant jusqu'à leurs insertions supérieures et laissant monter un liquide sanieux, fétide.

Les muscles de la jambe ont subi le ramollissement purulent. Au-dessus de la masse noirâtre des muscles jumeaux désinsérés apparaissent les cordons durs, rougeâtres libres et flottants des artères jumelles. C'est à celles-ci sectionnées par le traumatisme qu'il faut rapporter l'hémorragie du début de l'accident. Elles naissaient de l'artère poplitée par un tronc commun oblitéré dans toute son étendue.

L'articulation du genou est saine. Pas de fracture. Au voisinage des nerfs, qui paraissent histologiquement sains, se trouvent des extravasats sanguins qui les compriment.

On ne trouve rien dans la veine poplitée.

A l'intérieur de l'artère deux points indurés, l'un au-dessous des articulaires inférieures, l'autre à la bifurcation de l'artère.

Ces points correspondent à deux caillots.

Au premier de ces caillots, situé à 25 millimètres au-dessous de l'interligne articulaire du genou, répond une rupture totale de la tunique interne dont les deux bouts se sont écartés d'un intervalle de 7 à 8 millimètres. Ce caillot adhère au bout supérieur de l'endartère rupturée.

Dans le segment contus privé de tunique interne, on trouve la paroi histologiquement formée par l'adventice et l'épaisse tunique musculaire non modifiée dans leur structure. En certains points la tunique moyenne est déchirée.

La tunique interne est déchiquetée et non recroquevillée.

A cheval sur la bifurcation de l'artère poplitée existe un caillot d'un petit diamètre, cylindroïque, blanchâtre, long de 3 centimètres, ce caillot adhère à la tunique interne non lésée.

Les artères articulaires inférieures situées au-dessus du premier caillot sont demeurées perméables, tandis que le tronc commun des jumelles, placé plus haut, était entièrement thrombosé.

Observation XXIII

(X... Delore, in *Province médicale*, 20 juin 1896.)

Il s'agit d'un homme de 48 ans, voiturier, ayant une très bonne santé habituelle et nullement athéromateux qui, le 5 mai dernier, fut renversé, la face contre terre, si malheureusement, que la roue de son véhicule (3.000 k.) passa sur le creux poplité de ses jambes, d'abord la gauche, puis la droite. La jambe gauche seule subit les lésions. Amené à l'Hôtel-Dieu, une heure après l'accident, on constata des lésions très superficielles du tégument, un peu hémarthrose du genou et notamment l'absence de fracture. Le pronostic paraissait relativement bénin.

Un second examen, pratiqué le 11 mai, ne révéla pas de

fracture. Néanmoins on mit le membre dans une gouttière très lâche, par crainte de lésions osseuses méconnues.

Le 26, le malade se plaint de douleurs dans la plante des pieds, il ne sent plus ses orteils. On enlève la gouttière et l'on voit une gangrène sèche des cinq orteils gauches remontant sur la face dorsale du pied à 3 ou 4 centimètres au-dessus des espaces interdigitaux et comprenant 2 à 3 centimètres de la face plantaire à partir des têtes métatarsiennes.

D'autre part, il existe des plaques de sphacèle sur le bord externe du pied, sur le talon, sur la face interne du tibia, et sur la face postérieure de la jambe, une large étendue de peau noire, trois fois large comme la paume de la main, enfin une dernière plaque gangréneuse sur le condyle interne du fémur.

Toutes ces surfaces étaient insensibles, on ne sentait plus les battements des artères périphériques.

Le diagnostic d'écrasement de la poplitée était évident.

Grâce à un embaumement antiseptique du membre, le sujet n'eut pas de fièvre (38° le soir et 37°,5 le matin) pendant les 34 jours qui s'écoulèrent depuis l'accident jusqu'à l'intervention. Celle-ci fut pratiquée le 8 juin et consista dans l'amputation circulaire de la cuisse au tiers inférieur, c'est-à-dire immédiatement au-dessus du placard gangrené le plus haut placé.

L'examen de la pièce a permis de vérifier l'intégrité des os de l'articulation, des nerfs sciatiques poplites et des lésions exclusivement localisées sur l'artère et la veine poplitées.

Examen de la pièce. — L'artère poplitée, exactement au niveau de l'interligne articulaire, est écrasée sur une étendue de 3 à 4 centimètres. La tunique externe est contuse, mâchée, mais il reste cependant une sorte de pont réunissant les deux bouts de l'artère divisée complètement dans ses autres tuniques moyenne et interne. Ces dernières sont recroquevillées en haut et en bas, de telle sorte qu'elles oblitèrent la lumière du vaisseau dans les deux bouts qui sont, d'autre part, occupés tous deux par un caillot d'un centimètre de hauteur environ.

Le caillot du bout central est plus consistant.

Le calibre de l'artère paraît diminué au niveau du traumatisme.

La veine poplitée est dilacérée, broyée sur une étendue de 3 à 4 centimètres correspondant à l'écrasement de l'artère avec des orifices et des déchirures multiples dirigées plutôt dans le sens longitudinal. On note l'absence complète de caillots. Autour des déchirures artérielles et veineuses existe une petite cavité, grosse comme une noisette, et creusée dans les fibres musculaires dissociées des jumeaux.

Observation XXIV (résumée)

(Empruntée à Herzog, in *Beiträge zür Klinischen, chir.*, 1898.)

B..., 32 ans, maçon, reçoit une poutre de 150 kilos et longue de 4 mètres sur le membre inférieur gauche. La pièce de bois lui comprime fortement la partie interne du genou gauche, pendant que la face externe est appuyée violemment contre le sol, sur une souche de bois présentant des aspérités. S'étant relevé pendant quelque temps, il peut marcher.

La jambe enfle. Au bout de 2 jours le pied est froid, on l'entoure de linges chauds. Le lendemain il devient insensible. La peau ne présente pas de blessure quelconque.

Quatre jours après l'accident, gangrène.

Quinze jours après l'accident, amputation de la cuisse, méthode de Gritti. Réunion par seconde intention. Pansement à la gaze iodoformée. Guérison au bout d'un mois.

Examen de la pièce. — Les tuniques interne et moyenne de l'artère poplitée sont déchirées circulairement. Caillot considérable.

Observation XXV

(Empruntée à l'article de Lejars.)

Rupture sous-cutanée des artères in *Revue de Chirurgie*, avril 1898.

Coup de tampon dans le creux poplité. Gangrène humide. Amputation de la jambe gauche au bout d'un mois. Gangrène du moignon. Réparation lente. Guérison.

Il s'agit d'un homme de 27 ans, manœuvre à la Compagnie des tramways. Le 14 octobre 1895, il reçut un coup de tampon dans le jarret droit, il fut projeté à terre. Tuméfaction du creux poplité et du mollet, apparaissant après l'accident.

Il est apporté le lendemain à l'hôpital Beaujon ; le pied est froid, ainsi que la partie inférieure de la jambe ; à ce niveau décoloration des téguments, sensibilité obtuse mais non abolie.

On ne sent plus les battements de la pédieuse et de la tibiale postérieure. Le gonflement du creux poplité empêche l'exploration. Enveloppement ouaté.

Quinze jours après, apparition de la gangrène humide sur le pied et la jambe.

Le 14 novembre, on pratique l'amputation de la jambe au lieu d'élection.

Au bout de quatre mois le malade, guéri, marche très bien avec une jambe artificielle.

Observation XXVI (inédite)

(Due à l'obligeance de M. Albertin, chirurgien des Hôpitaux.)

Rupture complète de l'artère poplitée.

M..., âgé de 43 ans, est apporté à l'Hôtel-Dieu après un écrasement de la jambe gauche par une roue de voiture. On diagnostique une rupture de l'artère poplitée, avec hématome progressif. Mais il n'y a aucune lésion du squelette.

M. Albertin, appelé, décide de pratiquer immédiatement l'ouverture du foyer traumatique pour aller à la recherche de l'artère blessée et supprimer la compression circulaire, qui était le fait de la progression de l'hématome. L'artère fut trouvée complètement déchirée sur le plan poplité du fémur. On en fit la ligature et la poche hématique fut débarrassée du caillot. Il est ici un fait intéressant, c'est que pendant les 6 premiers jours on put croire à la possibilité de la conservation du membre. Mais la gangrène s'étant montrée, on fut obligé de pratiquer l'amputation 17 jours seulement après l'accident.

Observation XXVII (Inédite).

(Due à l'obligeance de MM. Bérard et Delore.)

Cl..., 43 ans, voiturier, se présente à l'Hôtel-Dieu, dans le service de M. le professeur Poncet, le 29 septembre 1899.

Plaie contuse de la jambe droite au niveau du genou, produite 8 jours auparavant par une roue de voiture, et suturée. La suture a été faite une heure après l'accident, après désinfection de la plaie pleine de boue.

Pansement le lendemain par un docteur.

A l'entrée du malade, on constate un sphacèle du membre inférieur remontant jusqu'à la moitié de la jambe, au-dessous, on trouve des plaques de sphacèles isolées. Au-dessus du genou existe une collection suppurée sous-cutanée. Il y a peu d'engorgement ganglionnaire.

Les sphacèles gangreneux ont apparu 3 jours après l'accident. Pas de douleur.

Le malade délire, l'état général est resté bon, le malade a bien un peu de subictère. Pas de douleur dans la région dn foie. Pas d'abcès à distance. Le malade prétend ne pas avoir eu de grands frissons, ni de phénomènes infectieux. Le long de l'artère fémorale, légère crépitation gazeuse.

25 septembre. — M. Bérard fait l'amputation circulaire avec deux fentes latérales à la partie moyenne de la cuisse. La plaie est recouverte de gaze iodoformée et non suturée.

29 septembre. — L'état reste grave, malgré des injections de sérum quotidien. La plaie est sèche et bourgeonne mal. Le malade présente de la douleur dans l'aisselle droite avec du gonflement dans la paroi antérieure du creux axillaire, sans lésion des organes lymphatiques voisins. Sur la peau, près du bord antérieur de l'aisselle, petite plaque rouge avec vésicule du volume d'un pois remplie de liquide citrin.

1er octobre. — Cet état persiste mais la douleur a disparu. Toujours un peu de délire.

3 octobre. — La fièvre tombe, la plaie bourgeonne, et présente un aspect satisfaisant.

8 octobre. — Le malade n'a plus de fièvre, la plaie est presque complètement fermée par de gros bourgeons charnus, exubérants.

30 octobre. — Le malade sort complètement guéri de l'hôpital, avec un mognon régulier.

Examen de la pièce. — La jambe présente une gangrène humide des parties superficielles occupant le pied et la partie inférieure de la jambe; deux plaques limitées de gangrène se trouvent à la moitié supérieure, au-dessous du genou. Au-dessus du genou, c'est-à-dire du côté opposé à la plaie cutanée, on trouve une collection suppurée sous-cutanée peu étendue.

Le tissu cellulo-graisseux sous-cutané est un peu infiltré de sérosité, et présente une couleur légèrement verdâtre.

Une sérosité rouge sombre infiltre les gaines vasculaires jusqu'au genou, il y a quelques gaz au milieu de ce tissu. Les vaisseaux sont perméables.

Au niveau du creux poplité, on constate un petit hématome autour du paquet vasculaire. L'artère présente à sa partie supérieure une oblitération complète par un caillot et non par les tuniques recroquevillées. Les tuniques artérielles ont été simplement contusionnées, il y a un petit épanchement entre la tunique externe et la tunique moyenne.

Le caillot qui oblitère, n'a qu'une longueur d'un centimètre.

La veine présente à la même hauteur une ulcération circulaire de sa tunique interne. Il n'y a pas de coagulation sanguine dans son intérieur.

Articulation saine.

CONCLUSIONS

I. — Dans les traumatismes du membre inférieur considérés en dehors des luxations et des fractures, les vaisseaux poplités et principalement l'artère sont plus fréquemment atteints que les vaisseaux fémoraux. Cette prédilection tient à leur disposition anatomique.

Nous avons 20 observations se rapportant aux poplites et 7 aux fémoraux.

II. — L'état athéromateux et scléreux, l'influence du sexe à l'encontre de ce qu'enseignent les anciens auteurs n'ont qu'un rôle insignifiant, l'attrition dépend seule de la puissance du choc, et du sens de la pression.

III. — Les lésions observées sont par ordre de croissance : rupture totale de l'artère, rupture des tuniques moyenne et interne, rupture totale de l'artère et de la veine, rupture de la tunique interne seule, fissure de l'endothélium, mais ces cas de fissures passent souvent inaperçues à l'examen de la pièce.

IV. — Les conséquences de l'attrition des vaisseaux sont leur oblitération soit par les tuniques recroquevillées, soit par la formation d'un caillot. Le caillot a tendance à envahir les collatérales.

a) On remarque encore de vastes hématomes dans les cas de rupture totale, qui compriment les capillaires et les veines, empêchant ainsi toutes sortes de circulation.

b) L'arrêt de la circulation se manifeste par la disparition du pouls à la tibiale et à la pédieuse, le refroidissement du membre inférieur, l'anesthésie totale ou ou partielle de ce membre, le défaut de motilité.

c) Apparition de la gangrène au premier septénaire.

V. — Utilité de la désinfection. Dangers du pansement compressif. Faire de suite la ligature des deux extrémités du vaisseau dans le cas d'hématome progressif.

L'expectation est indiquée dans le cas de contusion seul des tuniques internes, car il existe des cas de guérison en dehors de toute intervention.

Dans le cas de gangrène, lorsque le sillon d'élimination s'est fait, le seul moyen chirurgical est l'amputation dans le vif.

Suivre la conduite de M. Bérard dans la clinique de M. le professeur Poncet, ne pas refermer la plaie opératoire.

BIBLIOGRAPHIE

QUESNAY. — *Traité de la Gangrène*, 1749.

HODGSON. — *Maladies des artères*, traduit par Breschet, 1819.

TURNER. — *Edimburgh medico chir. Societ. Trans.*, 1828, p. 308.

POLAND. — *On rupture of the popliteal artery and aneurisen* (*Guy's Hosp. Report*, 3° serie, t. VI, 1860.

VERNEUIL. — Lettre de Verneuil à Notta de Lisieux, *Gazette hebdomadaire*, 22 février 1872.

DELACOUR. — Gangrène traumatique. Thèse de Paris, 1872.

CIVAL. — Ruptures de l'artère fémorale par contusion de la cuisse. Thèse de Paris, 1874.

KIRMISSON. — *Progrès médical* du 26 octobre 1876.

HORTELOUP. — Périatérite oblitérante, *Société de chirurgie*, 1876.

CHAVANIS. — Thèse de Lyon, 1876.

HULKE. — *Medical times and Gazette*, II, page 62, 1876.

VERNEUIL. — Discussion du rapport de M. Horteloup, *Bulletin de la Société de Chirurgie*, t. II, année 1876.

P. BERGER. — Contusions et plaies contuses des artères, *Bulletin de la Société anatomique*, année 1877.

BUISBENET. — Rupture interne ou incomplète des artères. Thèse de Paris, 1877.

NICAISE. — *Bulletin de la Société de Chirurgie*, 1879. Ecrasement des vaisseaux fémoraux et anévrysmes diffus.

CHUQUET. — *Progrès médical* de 1879.

DECAYE. — Des plaies artérielles par écrasement, sans lésion des téguments. Thèse de Paris, 1879.

DIETERLEN. — Contusion de l'artère poplitée, *France médicale*, t. I, année 1882.

BRUNNER. — Zur subentanen Verletzung der Arteria Poplitea. In *Deutsche Zeitschrift für Chirurgie*, Leipsig, 1886, t. VII.

POTHERAT. — Contusion artérielle. Rupture des tuniques internes. *Société anatomique*, année 1888.

PICON. — Contusion de l'artère poplitée gauche, *Bulletin de la Société anatomique*, année 1895.

X. DELORE. — *Province médicale*, juin 1896.

HERZOG. — *Ueber traumatische gangrän durch ruptur der inneren arterienhaüte-Beiträge zur Klinischen*, ch. 1898.

LEJARS. — Rupture sous-cutanée des artères, *Revue de chirurgie*, 1898.

Imp. Mougin-Rusand. — Waltener et Cie Succ.
3, Rue Stella — Lyon.

www.ingramcontent.com/pod-product-compliance
Ingram Content Group UK Ltd.
Pitfield, Milton Keynes, MK11 3LW, UK
UKHW021827230726
13924UKWH00015B/1138